Instruction
SUR
LE CHOLERA-MORBUS,

contenant

LES MOYENS DE S'EN PRÉSERVER,

D'EN GUÉRIR ET D'EMPÊCHER SA PROPAGATION,

Publiée

Par les Docteurs E. Horn et G. Wagner,

Professeurs à Berlin ;

TRADUITE ET AUGMENTÉE DE NOTES

Par M. L. Paris, Docteur-Médecin.

PRIX, 1 FR. 25 C.

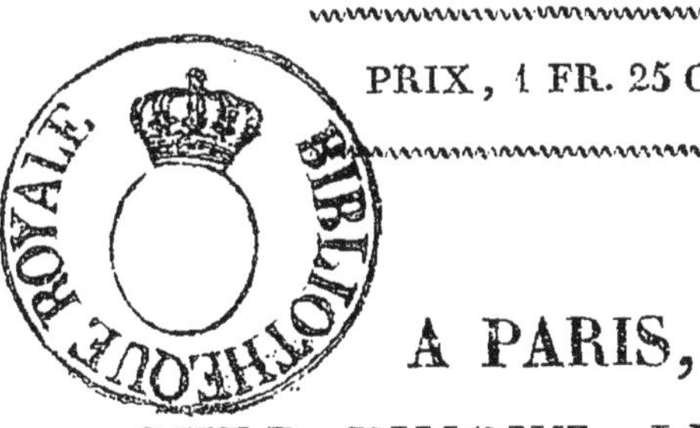

A PARIS,

CHEZ VIMONT, LIBRAIRE,

Galerie Véro-Dodat;

MADAME LARDIÈRE, LIBRAIRE, RUE SAINTE-MARGUERITE S.-G., N. 19,

ET TOUS LES MARCHANDS DE NOUVEAUTÉS.

1831.

PARIS, IMPRIMERIE DE POUSSIELGUE,
rue de Sèvres, n. 2.

PRÉFACE

DU TRADUCTEUR.

A l'époque de l'invasion du cholera-morbus dans la ville de Dantzick deux professeurs de la faculté de Berlin crurent nécessaire de publier quelques considérations propres à calmer les inquiétudes de leurs compatriotes, et de leur indiquer en même temps les moyens par lesquels ils pourraient se préserver de la maladie qui les menaçait, ou s'en guérir dans le cas où ils en seraient atteints. Bien que le danger ne soit point aujourd'hui aussi imminent pour la France qu'il l'était pour l'Allemagne au moment de la publication de ce travail, j'ai cru cependant devoir le reproduire dans notre langue. C'est moins toutefois aux savans qu'au public que j'ai pensé être utile en m'occupant de cette facile traduction. Je serais heureux si en devenant l'interprète de deux auteurs justement estimés je pouvais dès aujourd'hui calmer quelques craintes exagérées, ou arracher quelques victimes à la mort dans le cas où le cholera viendrait à désoler la France.

INSTRUCTION

SUR

LE CHOLERA-MORBUS.

Au milieu de l'intérêt général et de l'inquiétude éveillés par le cholera qui vient de se déclarer sur le territoire prussien, il arrive fréquemment que l'on demande aux médecins : Que dois-je faire pour me préserver de cette maladie? Tel ou tel symptôme que j'ai observé sur moi ou sur d'autres en serait-il par hasard un des prodromes? ou comment se déclare-t-elle particulièrement? Si elle venait à attaquer un de mes proches qu'aurais-je à faire à l'instant même? Comment pourrais-je me guérir? A qui devrais-je avoir recours? Une personne affectée de cholera peut-elle rester au milieu des siens? etc., etc.

C'est à ces questions que les auteurs ont essayé de répondre dans les articles qui vont suivre. Ils seront satisfaits s'ils peuvent rectifier quelques fausses idées et contribuer à rendre au public cette tranquillité dont il est si désirable de le voir jouir.

Comme sous la dénomination de *cholera* on désigne des maladies fort différentes, il n'est pas inutile de faire observer d'abord que celle qui a coutume de se montrer parmi nous, surtout pendant les chaleurs de l'été, qui attaque le plus souvent des individus isolés, mais que l'on a quelquefois vue régner d'une manière épidémique, et à laquelle on a donné aussi le nom de cholera, n'a guère autre chose que ce nom de commun avec l'affection dont nous allons nous occuper. Ce n'est que dans un petit nombre de symptômes peu essentiels que l'on peut remarquer quelque ressemblance entre la maladie que l'on observe chez nous et celle qui nous vient de l'étranger; la première est beaucoup moins dangereuse, elle est rarement mortelle, jamais elle n'a de caractères contagieux, et en général des différences essentielles la distinguent de la seconde. Le cholera d'Asie ne peut en effet pas même être regardé comme une sorte *d'enchérissement*, comme *un degré plus élevé* de la maladie qui quelquefois règne ici sous le même nom.

Les différences essentielles qui existent entre les deux maladies et le danger moindre qui accompagne le cholera de nos contrées nous semblent devoir d'autant mieux attirer l'attention que cette dernière maladie va sans doute se reproduire plus souvent pendant la saison brûlante de l'été, comme cela a lieu chaque année, et que ceux qui s'alarment sans raison pourraient facilement la confondre avec le cholera étranger.

Le cholera d'Asie, d'Orient ou des Indes, bien qu'originaire des Indes il puisse s'être développé d'abord sous des influences dépendantes du climat, est maintenant uniquement produit et propagé par un principe de contagion. Ce fait, que l'on a d'abord regardé comme probable par analogie avec d'autres maladies fort différentes de celle-ci, a été depuis pleinement confirmé par l'expérience. La maladie s'est étendue des Indes orientales à travers la Prusse et la Russie jusqu'en Pologne et en Gallicie sans qu'on ait pu l'arrêter, suivant toujours la direction des grands fleuves et des grandes routes, qui rendent beaucoup plus faciles les relations des hommes entre eux. Elle s'est montrée indépendante de la température de l'air puisqu'elle a exercé ses ravages dans toutes les saisons et sous les degrés de chaleur les plus différens, sévissant avec la même intensité au milieu des feux brûlans de l'équateur et pendant un froid de 20 degrés et au-dessous, au 55e degré de latitude nord, par conséquent avec des conditions atmosphériques fort différentes. Elle n'a pas borné ses désastres aux lieux humides et aux vallées profondes, mais s'est montrée également sur les montagnes et au milieu des landes arides, où l'on ne rencontre ni les eaux stagnantes ni la mauvaise nourriture que quelques-uns ont regardées comme la cause de son développement. Elle ne s'est pas non plus propagée sous l'influence des vents puisque souvent elle a suivi une direction contraire à la leur.

Quelques médecins ont jusqu'à ce jour révoqué en doute le caractère contagieux du cholera par cette raison que très souvent cette maladie épargne les médecins même, ainsi que les infirmiers et d'autres personnes qui se trouvent continuellement en contact avec les malades ; mais ils oublient que la même chose a lieu d'une manière plus ou moins marquée dans toutes les autres maladies contagieuses parce que le principe contagieux ne se communique qu'aux individus chez qui existe une certaine prédisposition à le contracter, et que ceux chez lesquels cette disposition n'existe pas en sont à l'abri.

Le principe contagieux du cholera semble toutefois, à en juger par analogie avec d'autres maladies et par l'expérience, se transmettre particulièrement par la respiration, l'exhalation de la peau et la sueur, ainsi que par les exhalaisons auxquelles donnent lieu les évacuations des malades, et se communique aussi bien par l'air qui environne ces malades que par les vêtemens qu'ils ont portés, et les autres objets qui ont été en contact avec eux, principalement lorsque ces objets ont une surface poreuse et rude qui les rend plus propres à s'imprégner du virus contagieux, comme par exemple les pelleteries, la plume, les laines, le coton et les étoffes de lin. Tous les objets qui au contraire ont une surface polie ou lisse, comme le verre, la porcelaine, les métaux, les fluides et la plus grande partie des vivres ne semblent pas du tout ou semblent beaucoup moins propres à la transmission du virus de la contagion.

Cette propriété contagieuse du cholera ne doit cependant pas jeter l'alarme dans le public puisqu'en éloignant le principe contagieux on peut en toute assurance se préserver de la maladie. Une pareille sécurité ne saurait au contraire être possible si la maladie au lieu de se communiquer d'individu à individu par une sorte de matière contagionnée dépendait d'une constitution vicieuse de l'atmosphère en général, de son infection par un principe pestilentiel à nous inconnu, par ce qu'on appelle des *miasmes*. Il n'y aurait pas alors ou presque pas de mesures certaines que l'on pût prendre pour arrêter ou détourner la maladie ; au contraire, chacun se trouverait alors incessamment soumis à l'influence de ce principe pernicieux répandu dans l'air, tandis que nous trouvons actuellement dans la séparation des individus malades d'avec les individus sains un préservatif assuré contre la maladie.

La tranquillité qui résulte de là doit être d'autant plus grande que même parmi ces hommes qui sont en effet soumis au principe de la contagion, bien loin que tous contractent la maladie, il n'y en a souvent, ainsi que l'expérience le prouve, que la plus petite partie qui en soit atteinte. Certaines maladies contagieuses attaquent presque sans exception tous les hommes qui se trouvent en contact avec les malades, tel est le cas de la petite vérole. Le cholera ne saurait être compris au nombre de ces maladies; il doit plutôt être rangé parmi celles qui exigent pour se communiquer une disposition particulière du corps à ressentir l'influence contagieuse, disposition qui n'existe pas chez beaucoup d'individus, et qui fait qu'un grand nombre ne sont pas infectés quoiqu'ils se trouvent dans un contact souvent répété et même continuel avec les malades. C'est ce qui rend raison de cette observation qui a été faite partout où le cholera a régné; savoir, que cette maladie affecte de préférence les gens de la basse classe du peuple, parce que leur manière de vivre malsaine et mal réglée, ainsi que leur penchant à la malpropreté, les rendent plus disposés à contracter le virus contagieux.

Le cholera ne se développe donc jamais hors de l'influence de ce principe de contagion et sans son admission dans le corps de l'homme. On peut par conséquent être tout à fait tranquille et sans la moindre inquiétude aussi long-temps qu'aucun cholérique ne s'est montré dans le lieu que l'on habite et n'a pu y communiquer le principe de la contagion, et même alors que des malades de cette espèce auraient existé dans ce lieu on n'a rien à redouter tant que les personnes qui en sont affectées sont convenablement séparées, que l'on évite toute communication avec elles et tout contact avec les objets auxquels elles auront pu communiquer le germe de la maladie. Dans la même rue, dans la maison voisine peuvent se trouver des malades affectés de cholera sans que l'on ait à craindre la contagion seulement par l'air, si l'on met en usage les précautions que nous venons d'indiquer. Il est plus souvent nécessaire au milieu de toutes ces circonstances pour que la maladie se communique réellement que l'on ait été en contact immédiat avec le malade même ou avec quelques-uns des objets qui lui appartiennent et qu'il a déjà infectés, ou bien que l'on ait séjourné au milieu de l'air qui environne de très près la couche du malade.

Lors même qu'un individu sain aurait été réellement soumis à l'action du virus contagieux il ne s'ensuit pas toutefois, comme le prouve ce que nous avons déjà dit plus haut, que la maladie doive toujours se développer réellement chez lui; il faut au contraire qu'il ait une disposition particulière, une sorte d'aptitude pour la maladie, et cette disposition manque chez beaucoup d'individus. Il semble que dans le cholera surtout plus que dans les autres maladies contagieuses il y ait chez un grand nombre d'individus absence de cette susceptibilité pour le principe de la maladie, et que dans la plupart des cas, comme nous l'avons déjà dit, elle ne se rencontre que chez les gens de la basse classe du peuple.

Deux conditions sont donc nécessaires pour la production du cholera-morbus ; savoir,

1° Un principe particulier de maladie que les personnes déjà atteintes de cholera peuvent seules communiquer médiatement ou immédiatement.

2° Une prédisposition particulière sans laquelle le principe contagieux ne peut pas plus exercer son influence et produire la maladie que celle-ci ne peut résulter seulement de cette prédisposition et se développer sans l'influence du principe de la contagion par l'effet d'autres malignes influences existant dans le pays. Il résulte de là que l'on peut de deux manières empêcher le développement de la maladie, d'un côté en cherchant à affaiblir le plus possible la tendance à l'infection, et d'une autre part, ce qui est principalement important, en évitant toute relation avec les malades et tout contact avec les objets qui ont été en même temps qu'eux soumis à l'action du virus contagieux.

La dernière précaution est la principale et de beaucoup la plus importante puisque nous n'avons pas en notre pouvoir les moyens de diminuer sûrement la susceptibilité pour le principe contagieux, et que d'ailleurs nous ne pouvons savoir d'avance si quelqu'un est ou non doué de cette susceptibilité, et si l'emploi des moyens indiqués par les auteurs dans le but de l'affaiblir ont produit l'effet que l'on attendait.

Pour rendre moins grande cette prédisposition à l'infection il est nécessaire surtout de mener une vie régulière. On doit maintenir dans une activité modérée aussi bien le corps que l'esprit puisque par ce moyen les forces sont accrues, tandis que des efforts immodérés les affaiblissent, de même que d'un autre côté elles sont diminuées par un repos et une oisiveté trop prolongés. On prendra chaque jour un exercice suffisant à l'air libre, à pied ou à cheval. On aura soin de se vêtir chaudement; on évitera surtout le froid aux pieds et au bas-ventre. L'usage des bas de laine et des ceintures de flanelle est recommandé dans cette vue. Il est bien important aussi de se préserver de l'air froid et humide du soir, encore plus de ne pas passer la nuit en plein air, et de ne pas sortir le matin avant de s'être couvert de vêtemens suffisamment chauds et d'avoir mangé comme d'habitude. Il convient également de prendre de temps en temps, à peu près une ou deux fois par semaine, un bain tiède (26 à 27 degrés Réaumur) pour entretenir l'exhalation de la peau; on doit prendre dans ce cas toutes les précautions convenables pour éviter un refroidissement qui peut facilement avoir lieu. Ce bain favorisera aussi la propreté du corps, que l'on ne doit pas plus négliger que ce qui a rapport à la pureté de l'air dans l'habitation et la chambre à coucher. Il est aussi d'une grande nécessité de faire un choix convenable d'alimens, afin d'éviter des indigestions et d'autres états maladifs des organes digestifs, d'autant mieux que ces organes semblent être dans le cholera le siége principal de la maladie.

Il est donc sage de s'interdire alors l'usage de tous les alimens d'une difficile digestion et qui entrent facilement en fermentation, de ceux qui peuvent occasionner la colique, la diarrhée, etc., comme par exemple les viandes dures et grasses, les pâtes visqueuses, les légumes flatueux et gras, surtout les fruits crus et non mûrs, la salade et autres alimens semblables. La prudence prescrit également de ne pas faire un usage trop copieux de boissons froides, de la bière incomplètement fermentée, trop jeune et aigre, etc. On boira plutôt modérément du vin de France rouge ou blanc; ceux qui en ont l'habitude prendront un peu de liqueur; cependant on recommande de n'en pas faire abus. Toute réplétion excessive de l'estomac, ainsi que tout excès de quelque genre que ce soit, mais principalement l'usage immodéré des boissons spiritueuses peuvent devenir très nuisibles et augmenter considérablement la disposition à la contagion.

Quoique l'observation de la plupart des mesures de précaution qui viennent d'être indiquées contribue dans toutes les circonstances à l'entretien et à l'affermissement de la santé, leur stricte observation n'est cependant jamais, comme on doit le pressentir facilement, plus nécessaire que dans le cas où la maladie s'est réellement déclarée dans le lieu que l'on habite, et alors qu'on est en danger de ressentir l'action du virus contagieux. On conçoit que pendant tout le temps que l'on ne peut y être exposé toute précaution pour s'en préserver devient inutile.

Comme nous ne pouvons, ainsi que nous l'avons fait remarquer, rien espérer de plus que la diminution de la tendance à la maladie, et non la disparution entière et assurée de cette prédisposition, même après la plus sévère observation des précautions diététiques, il n'en devient que plus nécessaire de prévenir la communication du germe de la maladie.

Cette communication peut résulter du contact immédiat des malades; elle peut avoir lieu par un séjour prolongé au milieu de l'atmosphère qui les environne immédiatement et qui est corrompue par leurs émanations et leurs excrétions. Elle peut également se faire au moyen des objets qui ont été en contact avec ces malades et ont été soumis comme ces derniers à l'influence du principe morbifique.

Il devient donc bien nécessaire lorsque la

maladie s'est réellement déclarée au lieu que l'on habite de s'isoler le plus possible, d'éviter toute relation avec des personnes étrangères, tout contact avec des objets qui pourraient avoir été imprégnés du principe de la contagion. Ainsi sans renoncer à un exercice quotidien en plein air, qui est nécessaire pour l'entretien de la santé, sans cesser ses relations avec ses amis, etc., etc., il faut éviter les lieux publics dans lesquels se réunissent ordinairement beaucoup de personnes, comme par exemple les spectacles, les concerts, les cabarets, etc. Chaque famille retiendra le plus possible les siens, les enfans, les élèves dans l'intérieur de la maison, et dans les sorties, qui leur sont nécessaires, on leur recommandera d'éviter soigneusement tout contact inutile avec des personnes ou avec des objets étrangers. On doit particulièrement surveiller les domestiques, qui, par leur inadvertance ordinaire, pourraient facilement répandre le germe de la maladie ou l'introduire dans la maison qu'ils habitent. Il ne faudra avoir ni domestique, ni locataire qui passe la nuit hors de la maison. On recommandera sérieusement à ses domestiques de ne pas s'arrêter inutilement dans les marchés, dans les boutiques, etc., et de ne pas s'exposer par des relations avec d'autres personnes à contracter, ainsi que cela a lieu facilement, le principe de la maladie. Le transport de ce principe contagieux peut aussi avoir lieu par les personnes qui, allant de maison en maison, servent plusieurs familles, comme les barbiers, les coiffeurs et autres. Le blanchissage de linge au dehors, le nettoyage des vêtemens par des personnes étrangères peuvent aussi devenir cause d'infection.

Pour ce qui regarde les médecins, les chirurgiens et les prêtres, qui ont à visiter en même temps et des cholériques et d'autres malades, ils doivent éviter avec les premiers tout contact qui ne serait pas absolument nécessaire, se couvrir pendant le temps de leurs visites d'un manteau en taffetas ou en toile cirée ou gommée, et avoir soin de purifier l'air et les autres entourages des malades pour chercher à se préserver de la communication du principe de la contagion. Immédiatement après qu'ils auront visité leurs malade ils se laveront les mains avec une solution affaiblie de chlorure de chaux (une partie sur cent parties d'eau); et le visage avec de l'eau froide; ils se rinceront la bouche, se moucheront, se nettoieront les cheveux, etc.; outre cela ils changeront souvent de vêtemens, exposeront à l'air ceux qu'ils auront portés dans les chambres des malades; ils devront même de temps en temps les purifier par des vapeurs de chlore, et enfin ils prendront souvent un bain chaud. C'est en usant de toutes ces précautions que l'on peut souvent empêcher la transmission du principe contagieux par les médecins et autres.

Les moyens préservatifs qui viennent d'être indiqués sont de la plus grande importance, et deviennent indispensables aussitôt que la maladie s'est réellement déclarée dans le lieu que l'on habite. On doit aussi dans ce cas faire de temps en temps dans les appartemens des fumigations avec des vapeurs nitriques ou chloriques. Il est bien entendu que ces précautions employées avant que la maladie règne dans l'endroit, et lorsqu'on ne peut encore détruire aucun germe de maladie, deviennent tout à fait inutiles.

Les fumigations nitriques conviennent surtout dans les appartemens qui sont continuellement habités; au contraire, celles qui ont lieu au moyen de chlore ne doivent, dans la règle, être employées que dans les appartemens que les habitans ont abandonnés au moins pour quelques temps, (1) et elles ne doivent jamais être poussées à un degré assez élevé pour gêner la respiration, occasionner la toux et irriter les poumons.

(1) Il n'est pas exact de dire qu'on ne doive employer les fumigations de chlore que dans les chambres inhabitées. En les dégageant d'une solution de chlorure de chaux ou de chlorure de sodium, selon la méthode de M. Labarraque, non seulement on peut espérer ce dégagement en présence des malades, mais il les affecte même moins que les vapeurs nitriques. (*Note du Traducteur.*)

Pour donner lieu au développement de vapeurs nitriques on jette dans un vase de verre ou de porcelaine environ une demi-once de nitre finement pulvérisé, on y verse ensuite petit à petit une demi-once d'acide sulfurique concentré, puis on agite le mélange avec un tube de verre ou avec une queue de pipe en terre, en évitant tout contact soit avec du bois, soit avec d'autres corps combustibles, afin d'empêcher le dégagement de vapeurs rouges qui seraient dangereuses pour la poitrine.

Pour obtenir des vapeurs de chlore on prend neuf parties de sel commun réduit en poudre, huit parties de manganèse aussi pulvérisé, et 16 à 18 parties d'acide sulfurique concentré, auquel on ajoute une égale quantité d'eau. On broie la poudre de manganèse avec le sel commun, on place ensuite le mélange dans un vase de verre ou de porcelaine, et on jette dessus l'acide sulfurique mélangé d'eau. On peut aussi arroser une fois par jour l'habitation avec une solution légère de chlore (une once par livre d'eau) ou bien encore faire dégager des fumigations de chlore au moyen d'un appareil déjà fort en usage à Berlin, qui contient dans un vase le mélange indiqué, et auquel on pratique une ouverture pour le dégagement de ces vapeurs, tandis que dans un autre vase est contenu de l'alcali volatil mêlé à un principe odorant et dont on jette quelques gouttes dans l'appartement pour détruire les vapeurs qui pourraient se répandre en surabondance. (1)

Dans le cas où malgré les mesures de précaution que nous venons de conseiller le cholera viendrait à se déclarer chez quelques-uns des nôtres il faudrait réclamer *promptement* les secours de la médecine.

Pour que d'une part on aille chercher ces secours à temps, et que d'une autre part on ne s'abandonne pas, comme c'est l'ordinaire, à des craintes mal fondées, il serait sans doute à désirer de pouvoir donner une idée exacte de la maladie même aux personnes étrangères à la médecine afin de les mettre à même de distingner le fléau dont nous parlons d'avec d'autres maladies qui sont insignifiantes en comparaison. Mais cela est à peu près impossible sans augmenter la frayeur, qui n'est déjà que trop répandue. A la vérité une personne qui n'est pas médecin peut facilement prendre quelques symptômes insignifians, comme par exemple de la douleur et des borborygmes dans le ventre, une diarrhée, un vomissement accidentel, un refroidissement des pieds et des mains par l'effet d'un temps rigoureux, etc.,

(1) Je regarde le dégagement des vapeurs ammoniacales aromatisées au moins comme inutile, si toutefois il n'est pas nuisible en ce qu'il neutralise nécessairement l'effet des vapeurs de chlore. (*Note du Traducteur.*)

pour les prodromes de la maladie dangereuse qui nous occupe; mais les phénomènes qui caractérisent le cholera asiatique sont essentiellement différens des accidens peu importans dont nous venons de parler. Ceux que l'on remarque le plus ordinairement sont un changement frappant des traits de la face et de son expression, des accès fréquens d'anxiété et de vertiges, des évacuations fréquentes et abondantes d'un liquide trouble, aqueux et glaireux, un refroidissement très remarquable de tout le corps, et enfin des spasmes douloureux. Les personnes même étrangères à la médecine ne peuvent pas facilement prendre le change sur la présence du véritable cholera lorsqu'une fois les symptômes qui lui appartiennent ont commencé à se montrer.

Comme dans ce cas il est à l'instant et avant tout nécessaire de séparer les malades d'avec les personnes en santé, il est convenable de destiner d'avance à la personne de la maison qui viendrait à être malade une chambre séparée et facile à clore. On enlève à cette personne tous les objets qui lui sont inutiles, parce que autrement ils pourraient être imprégnés de la matière de la contagion; on les fait ensuite soigneusement nettoyer et même on les détruit tout à fait.

Un bain chaud étant un des moyens qu'il convient d'employer, immédiatement après qu'on a placé le malade dans sa chambre il faut se procurer une baignoire convenable et la tenir toute prête; on recommande en outre l'usage des bains de vapeur de vinaigre chaud; mais comme les baignoires employées pour leur administration sont disposées d'une manière particulière qui ne permet pas que l'on puisse s'en procurer dans toutes les familles, on peut à leur défaut préparer ce bain de vapeur de la manière suivante: les malades sont déshabillés et placés sur une chaise de cannes, enveloppés jusqu'au cou d'une couverture de laine qui doit s'étendre jusqu'aux pieds; on place ensuite sous la chaise un vase suffisamment grand rempli de vinaigre, dans lequel on plonge des pierres rougies au feu. On peut encore déshabiller le malade, le placer sur un lit, où on l'enveloppe également de couvertures de laine, et faire dégager, au moyen d'un appareil simple semblable à une théière, des vapeurs de vinaigre que l'on dirige vers le malade par-dessous les couvertures au moyen d'un tuyau de fer-blanc, après quoi des frictions peuvent être utilement exercées sur le corps des malades. On se procurera donc à tout événement de ces couvertures ou l'appareil que nous venons d'indiquer pour le développement de ces vapeurs.

Il faut en outre, aussitôt que le cholera s'est déclaré dans un endroit, et que cela est faisable pour un individu qui vient de tomber malade, enlever tous les objets superflus auxquels le principe de la maladie peut facilement adhérer, et qui pourraient le répandre plus loin, comme par exemple les vêtemens inutiles, surtout ceux de coton, de laine, de pelleteries, etc.; il convient de les empaqueter et de les conserver dans des caisses ou coffres bien fermés jusqu'à ce que l'épidémie soit terminée afin que ceux même qui se trouveraient par hasard à la maison dans le cas de contracter la maladie évitent un nettoyage nécessaire du reste, mais qui pourrait facilement leur devenir nuisible.

On éloigne également ou l'on tue les animaux inutiles, comme par exemple les chiens, les chats, etc., puisqu'il est à présumer, bien que des expériences concluantes n'aient pas encore été faites à cet égard, que ces animaux peuvent emporter le principe morbifique et le propager plus loin.

Un des habitans d'une maison vient-il à être réellement attaqué du cholera, il est nécessaire de le transporter immédiatement dans la chambre qui lui est destinée, et de le séparer par ce moyen des autres habitans : on ne laisse avec lui que les personnes qui se sont chargées d'elles-mêmes ou que l'on a chargées de lui donner des soins; elles seront en même temps que lui séparées des autres personnes de la maison. Tous les autres membres de la famille ou les voisins doivent éviter soigneusement toute communication avec les malades, non seulement parce qu'ils pourraient être infectés, mais parce qu'ils devraient alors à tout événement être soumis à une séquestration et à une observation prolongées.

Le malade sera plongé à l'instant dans un bain chaud de 30 à 32 degrés Réaumur, que l'on pourra encore aiguiser avec du fort vinaigre, du sel commun, du capitel, de l'esprit-de-vin ou autres ingrédiens; on laisse le malade dans ce bain pendant trois quarts d'heure ou une heure, et on frotte son corps, même pendant qu'il est dans le bain, avec des linges de flanelle.

Ce bain sera renouvelé toutes les heures, et on l'entretiendra à un degré de chaleur suffisant en y versant de l'eau bouillante. S'il n'était pas possible de préparer un bain à l'instant on envelopperait le malade, déshabillé, dans des couvertures de laine que l'on aurait plongées dans de l'eau bouillante mêlée de fort vinaigre, d'esprit-de-vin, etc., et qui auront été tordues ensuite pour en exprimer l'humidité surabondante.

Après le bain on enveloppe le malade de couvertures chauffées, et on le place dans un lit également chaud; on continue pendant une heure entière à frictionner fortement ou à brosser toute l'étendue du corps. Ces frictions peuvent être faites avec des linges de flanelle imbibés de vin, d'eau-de-vie ou de vinaigre chaud. On place aussi des assiettes chaudes, des sachets remplis de sable ou de cendre, ou bien d'autres objets chauds sur le creux de l'estomac, les mains et les pieds. On peut aussi appliquer des cataplasmes de moutarde, de raifort sauvage râpé sur les bras et les jambes. La tête est en même temps couverte de mouchoirs que l'on a plongés dans une forte infusion de camomille mêlée de vin, d'eau-de-vie ou de vinaigre. On dirige vers le malade, si les circonstances le permettent, au moyen de l'appareil dont nous avons déjà parlé, et par-dessous les couvertures, des vapeurs de vinaigre, ou bien on lui fait prendre ce bain de vapeurs en le plaçant sur une chaise, ainsi que nous l'avons déjà dit. On doit outre cela entretenir continuellement une très forte chaleur (16 à 18 degrés Réaumur) et la plus grande pureté de l'air dans la chambre du malade, mais en évitant soigneusement le moindre refroidissement.

A l'intérieur on donne fréquemment au malade, à peu près toutes les dix minutes, un peu d'une boisson aussi chaude qu'il la peut supporter; ce sera par exemple une infusion de sureau, de camomille, de mélisse, de menthe poivrée, ou bien, en cas de besoin, si l'on n'avait pas autre chose sous la main, seulement de l'eau très chaude. En même temps que de cette manière on ne laisse pas écouler un temps précieux sans le mettre à profit, on s'empresse le plus possible d'envoyer chercher un médecin habile, et on doit d'autant plus faire diligence que très souvent dès les premiers momens il est d'une urgente nécessité d'avoir recours à la saignée, et que les médecins seuls, dans des cas particuliers, peuvent décider de son opportunité. Plus tard les évacuations de sang ne sont plus utiles ou ne sont en général plus praticables, parce que la veine ouverte ne laisse pas écouler de sang.

Il est également indispensable de faire à l'instant même la déclaration de la maladie à l'autorité compétente, qui, d'après ce qui vient d'être publié officiellement, fournira le personnel nécessaire pour soigner les malades. Dans le cas où des parens désireraient conserver le malade chez eux, et où les localités ne s'y opposeraient pas, ce malade ne sera nullement séparé des siens, ainsi qu'on l'a fait connaître dans les instructions déjà publiées. On lui laissera également le choix de son médecin; les employés chargés à cet égard de la santé publique veilleront seulement à l'exécution des réglemens de police médicale. Toutefois la maison sera fermée non seulement pendant la durée de la maladie, mais pendant vingt jours encore après la guérison obtenue jusqu'à ce que l'on ait acquis la conviction qu'aucun autre habitant de la maison n'a été infecté et que tous les objets auxquels a pu s'attacher le germe de la maladie ont été convenablement purifiés. D'un autre côté on doit être assuré que l'administration pourvoira les maisons fermées de tout ce qui sera nécessaire aux besoins essentiels de leurs habitans ainsi qu'elle l'a promis dans ses ordonnances.

Mais si le malade même ou les siens manifestaient le désir qu'il fût séparé d'eux et conduit dans un des établissemens publics destinés à cet effet, ou si les localités s'opposaient à ce que ce malade pût rester dans son habitation ordinaire, on le fera transporter d'une manière qui ne puisse lui être nuisible, et surtout en évitant avec soin tout refroidissement, par des personnes habituées à ces sortes de fonctions, et il n'est pas douteux que d'après les instructions qui ont été données les autorités compétentes ne trouvent les mesures nécessaires à cet égard, et ne les fassent connaître aussitôt que les circonstances l'exigeront.

Cependant lors même que le malade a été transporté à l'instant même dans un établissement public il est nécessaire encore que la maison dans laquelle il a été pris de la maladie demeure fermée pendant un temps déterminé afin que l'on puisse acquérir la certitude qu'aucun des autres habitans de cette maison n'a contracté le germe de la maladie. Pendant ce temps non seulement les objets qui ont été en contact avec le malade, mais sa chambre même, doivent être soumis à la surveillance de la police médicale et, d'après les instructions que nous avons données à cet égard, purifiés au moyen de fumigations de chlore, par des lavages avec une solution de chlorure de chaux, avec de l'eau alcaline, etc. Mais pour avoir une plus grande sécurité il est souvent très convenable de brûler les objets de peu de valeur.

Nous répétons en finissant cet exposé que la disposition à contracter le virus de la contagion n'est nullement générale, et ne semble au contraire exister que chez le plus petit nombre des individus. Des expériences très répétées ont appris que les personnes mêmes qui sont continuellement occupées du soin des malades et qui sont pour cela avec eux dans un contact de tous les instans demeurent pourtant exemptes de la maladie. Pour cette raison et parce qu'on peut d'ailleurs partout, en se séparant, se garantir d'une infection possible, il n'est pas nécessaire d'abandonner son habitation lorsque la maladie vient à s'y déclarer, et cela l'est d'autant moins que les mesures de police médicale les plus rigoureuses sont mises à exécution pour obtenir la séparation complète des malades.

Rappelons à cet égard la fièvre nerveuse épidémique de l'année 1813 et 1814, dans laquelle des mesures semblables et même beaucoup moins sévères furent prises, et qui atteignit un nombre de personnes incomparablement plus petit quoique la disposition à contracter le principe contagieux qui servait de base à la maladie paraisse avoir été beaucoup plus générale que dans le cholera.

FIN.

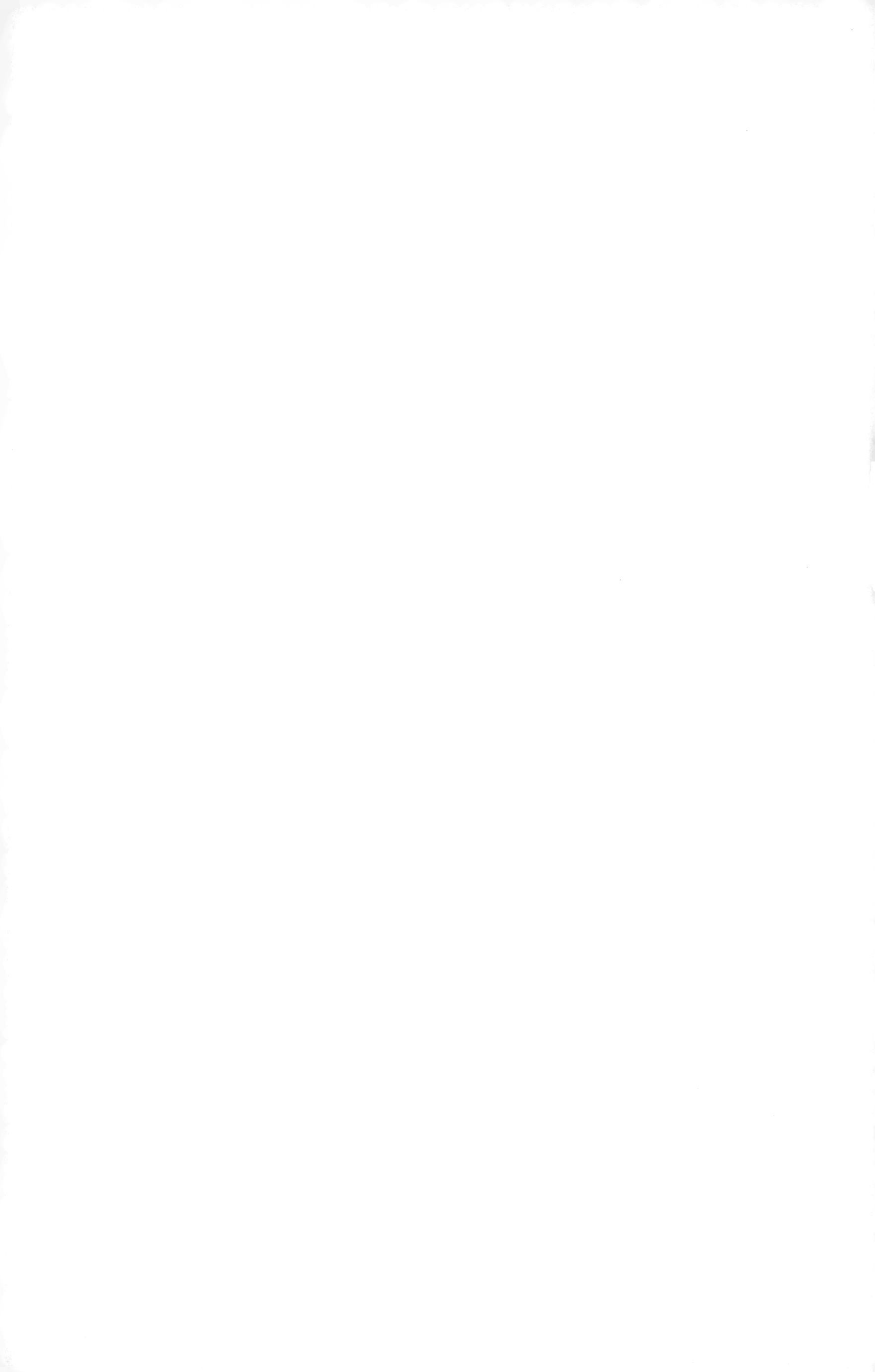

www.ingramcontent.com/pod-product-compliance
Ingram Content Group UK Ltd.
Pitfield, Milton Keynes, MK11 3LW, UK
UKHW022146260726
13993UKWH00005B/2181

9 782329 169187